AF341130

COUP-D'ŒIL

SUR LA

GASTRITE AIGUË

EN GÉNÉRAL;

PRÉSENTÉ ET PUBLIQUEMENT SOUTENU A LA FACULTÉ DE MÉDECINE DE MONTPELLIER, LE 4 MAI 1827;

PAR

Antoine ACQUIER,

de Rodez (*Département de l'Aveyron*);

POUR OBTENIR LE GRADE DE DOCTEUR EN MÉDECINE.

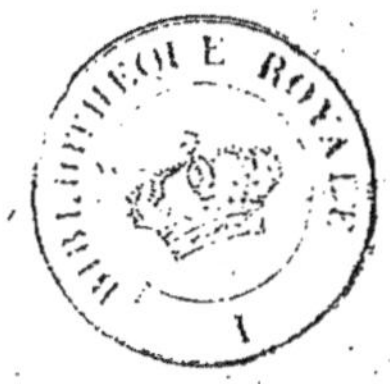

Quamvis hæc pars (ventriculus) multis magnisque pateat morbis, non gravius tamen, et quod magis terrere possit, malum reperies quàm inflammationem.

HOFFMANN, De inflammatione ventriculi frequentissimâ.

A MONTPELLIER,

Chez JEAN MARTEL AÎNÉ, Seul Imprimeur de la Faculté de Médecine, près l'Hôtel de la Préfecture, n.º 62.

1827.

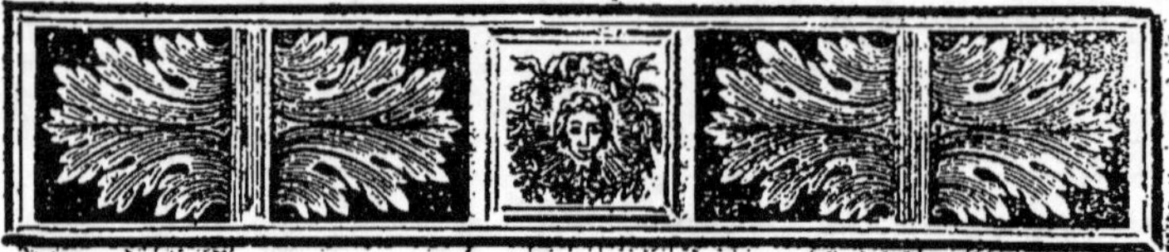

COUP-D'OEIL

LA GASTRITE AIGUË

EN GÉNÉRAL.

Quand on se dispose à faire l'histoire philosophique d'un objet déterminé, sans doute le premier pas doit être de se donner d'abord une idée juste et bien arrêtée de l'existence positive de cet objet-là même, pour ne pas ensuite être exposé à le méconnaître, et perdre ainsi, du moins pour son but, une grande partie de ses efforts, en leur donnant une direction vicieuse. Partant de ce principe, je vais avant tout tâcher de donner la définition de la *Gastrite aiguë*. Mais l'on serait dans l'erreur, si l'on pensait qu'il doit s'agir ici d'exposer la nature intime de cette maladie, d'expliquer la cause prochaine ou formelle de sa manifestation. Très-certainement une telle manière de définir serait avantageuse et satisfaisante (1), si elle

---

(1) *Utinam ex eadem (experientia), in quâ reapse diversitas hujus indolis, sive morborum caussæ proximæ consistat, palam fieret! Si enim sophistarum, jatro-chemicorum, ceterorumque hypothesibus valedicamus, quid superest, quam ut candide fateamur, nos caussas intimas et primo-primas morborum ferè omninò ignorare?* (J. Frank, Prolegomena praxeos medicæ universæ, § XI, 7.)

Aux Mânes

D'UN BON PÈRE,

QU'UN DESTIN ENNEMI ENLEVA A UNE FAMILLE
NAISSANTE ET NOMBREUSE.

Regrets éternels !!!

A LA MEILLEURE DES MÈRES.

Amour, Respect et Reconnaissance sans bornes.

A MON ONCLE,

VICTOR ACQUIER,

ET A SON ÉPOUSE M. C.

Attachement inviolable.

A tous mes jeunes FRÈRES.

Amitié inaltérable.

A. ACQUIER.

COUP-D'OEIL

LA GASTRITE AIGUË

EN GÉNÉRAL.

———

Quand on se dispose à faire l'histoire philosophique d'un objet déterminé, sans doute le premier pas doit être de se donner d'abord une idée juste et bien arrêtée de l'existence positive de cet objet-là même, pour ne pas ensuite être exposé à le méconnaître, et perdre ainsi, du moins pour son but, une grande partie de ses efforts, en leur donnant une direction vicieuse. Partant de ce principe, je vais avant tout tâcher de donner la définition de la *Gastrite aiguë*. Mais l'on serait dans l'erreur, si l'on pensait qu'il doit s'agir ici d'exposer la nature intime de cette maladie, d'expliquer la cause prochaine ou formelle de sa manifestation. Très-certainement une telle manière de définir serait avantageuse et satisfaisante (1), si elle

———

(1) *Utinam ex eadem (experientia), in qua reapse diversitas hujus indolis, sive morborum caussæ proximæ consistat, palam fieret! Si enim sophistarum, jatro-chemicorum, ceterorumque hypothesibus valedicamus, quid superest, quam ut candide fateamur, nos caussas intimas et primo-primas morborum ferè omninò ignorare?* (J. Frank, Prolegomena praxeos medicæ universæ, § XI, 7.)

n'avait l'inconvénient grave de ne pouvoir être autre chose qu'une sorte de divination (1). Définir, en pathologie, ne doit et ne peut être autre chose qu'énoncer, d'une manière claire et précise, les phénomènes caractéristiques, c'est-à-dire, ceux qui se représentent constamment dans une même affection, la distinguent de tout ce qui n'est pas elle, et sont à la portée des sens de tout observateur exercé et attentif (2).

Plusieurs auteurs, entre autres J.-P. Frank et Cullen, ont distingué deux sortes d'inflammation d'estomac, qu'ils ont appelées gastrites : l'une superficielle, n'atteignant que la membrane interne, porte le nom d'érythémateuse ou érysipélateuse ; l'autre profonde, au contraire, tourmentant toute l'épaisseur des parois du viscère, est dite phlegmoneuse. Aujourd'hui, à la vérité, l'on fait la même distinction, mais l'on affecte exclusivement le terme de *gastrite* à la désignation de la phlogose de la membrane muqueuse. Il semble cependant qu'il conviendrait peut-être mieux d'étendre à celle-ci la dénomination générique de *catarrhe*, réservant toutefois la première expression pour l'inflammation phlegmoneuse qui, dans la nouvelle nomenclature, est une gastro-péritonite. Quoi qu'il en soit, l'on est généralement d'accord à entendre par *gastrite* cet état particulier et anormal, dans lequel se trouve la membrane muqueuse de l'estomac, lorsqu'elle est *plus chaude, plus sensible, plus rouge, plus épaisse même,* que dans l'état physiologique.

Cette modification accidentelle, dans l'organe principal de la digestion, s'accompagne parfois de symptômes locaux et généraux,

---

(1) *Hæc est, ni fallor, errorum origo, quòd scilicet spretis observationibus obviis et phænomenis vulgatissimis, ex quibus lege ratiocinii corollaria certa deduci possent, multi ad abdita et sublimia continuò tendant : eaque, quò magis ab intellectu remota sunt, eò vi suæ imaginationis attingere, divinare aut verbis exponere pertinaciùs conentur.* (Sauvages, Prolegomena nosologiæ, § 13.

(2) *Quænam sint hujus aut illius morbi phænomena, hoc attenta solùm docet observatio, ob oculos cujusvis id est positum et nullum ingenii co*natum exigit.* (Ibid.)

graves et alarmans, lesquels se multiplient et marchent avec une rapidité effrayante ; la maladie parvient alors, dans un très-petit nombre de jours, ou tout au plus dans quinze ou vingt, à sa terminaison favorable ou funeste. D'autres fois, les phénomènes morbides qu'elle provoque sont presque tous locaux et apyrétiques ; ils sont légers et semblent même cesser par intervalles, pour reparaître dans un temps plus ou moins court, persistent ainsi pendant un ou plusieurs mois, même des années, et finissent enfin par jeter les sujets dans le marasme, où ils périssent souvent victimes d'une trompeuse sécurité. Considérant cette affection sous ces deux aspects très-différens, on a cru avec raison devoir distinguer les deux cas, et leur imposer des noms qui exprimeraient cette circonstance importante : on a eu ainsi la *gastrite aiguë* et la *gastrite chronique*. Cependant ces deux divisions, qui du premier abord paraissent assez tranchées, n'ont dans le fond rien de bien fixe et de bien déterminé ; car, depuis la plus légère inflammation gastrique et la plus longue jusqu'à la plus forte et la plus promptement mortelle, il est une infinité de nuances qui viennent les confondre. Et d'ailleurs, outre que les mêmes causes provoquent la maladie de part et d'autre, telle gastrite, qui est évidemment chronique, passe subitement, par une circonstance quelconque souvent inappréciable, à l'état aigu, et se termine ainsi ; pendant que telle autre, dont la violence annonce un danger imminent, perd bientôt de son intensité et reste stationnaire. Toutefois, malgré ces rapprochemens qu'il serait encore possible de multiplier, il n'en reste pas moins incontestable que l'état *aigu* de la gastrite et l'état *chronique* de la même maladie diffèrent à bien des égards, et qu'ils doivent par conséquent faire chacun l'objet d'un examen séparé. On ne rencontre jamais en effet, dans le second, ces spasmes affreux dont s'accompagne ordinairement le premier, et qui, comme le remarque Hoffmann, en font toute la gravité, le produisent même (1). Le danger pressant dont on est sou-

____

(1) *Tollit non tàm inflammatio, quàm spasmus, qui causa illius est, ex quâ inflammatio augetur et exasperatur.* (Loc. cit.)

vent menacé par celui-ci (1), qui réclame conséquemment les secours les plus prompts, est entièrement étranger à l'autre que l'on a le temps d'attaquer à son aise. Enfin, d'un côté, les symptômes vont, dès le principe, toujours en s'exaspérant progressivement, et annoncent par-là même une terminaison d'autant plus rapprochée qu'ils prennent des accroissemens plus rapides; de l'autre côté, au contraire, on ne les voit ni croître ni baisser d'une manière suivie; ils semblent plutôt rester toujours à peu près au même point, et l'on ne peut ainsi rien présumer sur la durée probable de la maladie, qui continue de miner sourdement la constitution.

L'objet unique de mon travail étant ainsi conçu, voici maintenant l'ordre dans lequel je crois devoir procéder : après avoir d'abord noté brièvement les causes les plus communes sous l'influence desquelles a coutume de se développer l'inflammation aiguë de la muqueuse gastrique en général, je passerai de suite à la description historique de cette affection considérée sous le même point de vue ; enfin, je terminerai par indiquer sommairement les principaux moyens thérapeutiques que l'expérience et l'observation cliniques ont appris à lui opposer avec succès.

Les *causes* de la gastrite, quelque nombreuses qu'elles puissent être, peuvent se rattacher toutes à deux chefs principaux, et se partager en *prédisposantes* et en *provocatrices,* ou *déterminantes.* Toutefois, il ne faut pas confondre les causes prédisposantes avec les *prédispositions :* celles-ci consistent en des modifications particulières et mal déterminées de l'organe gastrique ou de toute l'économie, qu'il est presque toujours impossible de reconnaître d'avance, et sont ordinairement l'effet des premières. Elles peuvent aussi exister naturellement chez certains individus ; ainsi, on s'est aperçu que les tempéramens nerveux, irascibles, que la jeunesse, l'âge viril étaient

---

(1) *Hoc peculiare habet ventriculi inflammatio, quòd, convulsionibus sævissimis ortis, sæpè subitam mortem facit.* (Van-Swieten, Comment. des aph. de Boërh.)

en général plus facilement atteints de cette maladie, comme de presque toutes les inflammations.

Pour ce qui est des causes *prédisposantes*, les plus généralement reconnues sont : l'usage habituel d'un régime trop échauffant, d'alimens âcres, épicés ; les boissons plus ou moins chargées d'alcool, et tous les nombreux agens morbifiques, dont l'action directe et soutenue sur la muqueuse gastrique en excite toujours la phlogose, mais qui peuvent aussi, sans changer de nature, par des degrés très-variés d'intensité et de persévérance d'agression dont ils sont susceptibles, ne laisser parfois, après l'exercice borné de leur propriété irritante, qu'une plus ou moins grande aptitude à contracter plus tard cette même affection ; le séjour dans les climats chauds, sur-tout pendant les saisons qui y sont les plus favorables aux fièvres bilieuses ; l'exposition plus ou moins prolongée aux vicissitudes d'une atmosphère humide, tantôt froide, tantôt chaude, et, dans cette circonstance, les privations jointes aux fatigues excessives ; certaines affections, la goutte, le rhumatisme, un travail actuel ou très-récent d'éruption varioleuse, morbilleuse, dartreuse, etc. ; les convalescences des maladies aiguës ; une première gastrite, dont on est complètement relevé ; enfin, les affections morales tristes et concentrées, lesquelles opèrent avec le temps des modifi-cations quelconques, mais favorables, au développement de la ma-ladie en question. Il est aisé de sentir que, si les causes énumérées viennent à se prêter un mutuel secours, elles agiront avec beaucoup plus d'efficacité, et pourront même arriver souvent jusqu'à devenir déterminantes.

Parmi les causes provocatrices, il en est qui, pour agir effica-cement, ont besoin du concours des prédispositions, et sont par conséquent *occasionelles* ; les autres, au contraire, font violence à l'estomac, lors même qu'il est le plus sain, et le forcent à s'en-flammer : celles-ci peuvent être dites *spécifiques*.

Au nombre des *causes occasionnelles* viennent se ranger toutes celles, soit morales, soit physiques, qui étant d'une importance médiocre, souvent nulle, dans l'état physiologique, sont néanmoins capables, lorsque les sujets se trouvent sous l'influence d'une prédisposition , de donner lieu au développement de la maladie qui fait mon sujet. On sait qu'un violent accès de colère, une frayeur subite et forte (1), ont pu déterminer quelquefois l'apparition de cette phlogose, chez les sujets pléthoriques et chez ceux qui avaient l'estomac doué d'une extrême susceptibilité, sur-tout si ces accidens survenaient dans un temps où l'organe se trouvait surchargé de substances alimentaires. On trouve , dans les auteurs , plusieurs observations de sujets atteints de vives inflammations gastriques , bientôt après avoir avalé des boissons acidules, froides ou à la glace, dans un moment où ils étaient encore tout bouillans, à la suite d'un exercice forcé. Les indigestions suivies de gastrites très-souvent mortelles, chez les individus convalescens et faibles , ont aussi été fréquemment observées, principalement dans les hôpitaux. Des faits nombreux, recueillis par divers praticiens, prouvent également qu'il n'est pas rare de voir l'estomac s'enflammer à la suite d'éruptions cutanées, d'affections arthritiques, goutteuses ou rhumatismales, arrêtées ou troublées dans leur marche par des applications intempestives, ou par des imprudences quelconques, ou enfin par quelque circonstance indépendante de toute volonté (2) : la cause occasionelle se trouve alors être ordinairement, tantôt l'usage inconsidéré d'agens révulsifs à l'intérieur, ou bien l'ingestion d'alimens qui, par leurs qualités ou leur quantité, produisent un effet analogue ; tantôt l'emploi à l'extérieur de topiques répercussifs, ou même la simple exposition au froid. Dans la fièvre tierce où

---

(1) Peut-on assigner une autre cause aux gastrites, que mentionne Hoffmann dans cette phrase : *A morsu vel ictu bestiarum inflammationem ventriculi nonnunquàm proferri*, medicorum libri testantur. (Loc. cit.)

(2) Hoffmann rapporte un fait de gastrite mortelle chez un varioleux, où la cause occasionelle des accidens ne paraît point avoir été autre que le mauvais état antérieur des voies biliaires. (*Ouv. cit.*)

l'estomac paraît être principalement affecté, se trouve en proie à
des contractions spasmodiques (1), et penche beaucoup vesrs l'inflammation (2), une agression, qui eût pu être innocente dans
tout autre temps, a quelquefois phlogosé vivement cet organe :
Hoffmann en raconte quelques exemples frappans qui sont bien
faits, comme il l'ajoute lui-même (3), pour engager à être, dans
beaucoup de circonstances, avares de ces irritans internes, trop
souvent pernicieux. Enfin, de même que l'inflammation de l'estomac
entraîne assez souvent celle des parties voisines, de même aussi
l'inflammation de ces dernières se propage parfois, et donne lieu à
une gastrite consécutive.

Les *causes spécifiques* sont constituées par toute application soutenue sur la surface gastrique des corps qui, en contact plus ou
moins prolongé avec elle, la corrodent ou l'enflamment inévitablement, quelle que soit d'ailleurs la condition où ils la trouvent. Ces
corps agissent, les uns chimiquement, comme les acides et les alcalis minéraux concentrés, certains sels; les autres, par des propriétés toutes particulières, complètement inertes sur les corps
privés de vie, et qu'on a cru pouvoir réunir sous le nom générique
de qualités âcres. Ceux-là s'adressent directement aux tissus, escar-
rifient plus ou moins vîte la membrane muqueuse; l'effet de ceux-ci
qui ne paraissent avoir affaire qu'aux propriétés vitales, n'est pas
souvent tout-à-fait si prompt à se montrer, mais il n'en constitue
pas moins des réactions inflammatoires fréquemment funestes. Parmi
les derniers il en est, comme les champignons vénéneux, la ciguë, etc.,

---

(1) *Nam in omni tertianâ, sive simplex, sive duplex et continua sit ;
spasmi vexant ventriculi regionem, vomitu id ipsum testante.* (Hoff.,
loc. cit.)

(2) *Ipsa verò inflammatio ventriculi spasmi soboles est.* (Ibid.)

(3) *Summâ proindè curâ artem exercentibus est providendum, ne cum
impetu quodam vomitoria rapiant, sed suspensâ manu ægris exhibeant.*
(Ibid.)

2

qui, outre qu'ils irritent toujours et phlogosent la muqueuse gastrique, portent encore atteinte aux facultés morales, produisent
une espèce de narcotisme, lequel devient la source de quelques indications particulières.

Au nombre des agens dont il est ici question, et dont le toxicologue fait une étude spéciale, on en trouve qui enflamment
l'estomac, non-seulement lorsqu'ils sont en rapport direct avec lui,
mais même introduits simplement dans des parties plus ou moins
éloignées de cet organe : ainsi l'on a vu dans divers faits d'empoisonnement par l'acide arsénieux, déposé par-tout ailleurs que
dans la cavité du viscère qui nous occupe, l'inflammation de celui-ci
constituer une des altérations les plus notables trouvées à l'ouverture cadavérique ; des expériences sur les animaux vivans ont aussi
donné ce résultat. La morsure de la vipère, d'après des observations
et des expériences récentes, ne paraît être dangereuse que par
la vive inflammation gastrique, qui suit constamment de près l'ino-
culation du venin de ce reptile. M. E. Faneau Delancour, dans un
second mémoire sur cette matière (1), donne plusieurs histoires
détaillées où l'on voit que toujours les symptômes de la gastrite se
sont manifestés presque aussitôt après l'accident, ont été très-graves,
mais ont bientôt cédé au traitement anti-phlogistique approprié,
lorsqu'il a été employé seul et à temps. Ce médecin intrépide,
voulant encore mieux s'assurer d'un fait aussi intéressant, a eu le
courage de s'inoculer de ce venin à une extrémité inférieure ; aux
symptômes qu'il a éprouvés, et qu'il rapporte avec soin, on recon-
naît de suite l'existence d'une véritable gastrite dont il s'est délivré
par les mêmes moyens qui lui avaient réussi dans bien des circonstances analogues.

Il faut encore mettre au rang des causes capables de phlogoser
spécifiquement les parois de l'estomac, les violences extérieures,

____

(1) Journal universel des sciences médicales. Onzième année. 129me
cahier.

comme coups, chutes sur la région épigastrique ; la présence, dans sa cavité, de corps étrangers qui ne nuisent pas par leurs propriétés chimiques, ni par des qualités âcres dont ils sont complètement dépourvus, mais bien par leur poids incommode, leur forme irrégulière, aiguë, tranchante, etc. ; tel le verre pilé en plus ou moins gros fragmens.

J'ai signalé, à peu près et d'une manière un peu rapide, les principales causes connues, qui les unes ne font que préparer, les autres excitent par occasion ou bien par un effet nécessaire le développement de la plupart des gastrites. Je dois maintenant, suivant l'ordre que je me suis prescrit, esquisser le tableau général des symptômes de cette affection aiguë. Mais d'abord il est des cas où la membrane interne de l'estomac est très-superficiellement affectée ; alors les phénomènes morbides locaux et généraux, mais sur-tout ces derniers, sont peu nombreux et d'une importance médiocre ; ils cèdent avec facilité à de simples moyens diététiques, et ordinairement au bout d'un petit nombre de jours, tout a repris le calme habituel de la santé. A moins d'une imprudence condamnable ou d'un accident quelconque impossible à prévoir, qui, en exaspérant le mal, l'élèveraient à un autre degré de violence, l'issue n'est jamais funeste. Toutefois cette phlogose qu'on doit appeler légère, comparativement à celle dont je me propose de donner la description générale, a peut-être une tendance plus prononcée que cette dernière à se prolonger indéfiniment ; et traitée avec peu de méthode, ou abandonnée aux seuls soins de la nature, passe en effet plus souvent à l'état chronique. Du reste, les phénomènes locaux qui constituent les signes vraiment caractéristiques de la gastrite aiguë en général, ne diffèrent dans les diverses circonstances que sous le rapport de leur intensité respective. Ainsi donc, l'histoire descriptive de cette maladie, que je vais essayer de tracer d'après les faits exacts qui ont entraîné un plus ou moins grand danger, présentera en même temps celle des cas qui n'ont eu rien d'alarmant et ont constamment été suivis d'une terminaison heureuse.

Lorsque la gastrite aiguë n'accuse pas la violence d'un agent spécifique, mais bien qu'elle est provoquée par une cause occasionelle,
ou même qu'elle se trouve le résultat d'une détermination spontanée
de la nature, quelquefois alors seulement il arrive qu'elle offre
du prodrôme. Du trouble dans les digestions, de l'anorexie, du
malaise, de l'insomnie, des vertiges, de l'abattement, une certaine
gêne précordiale, des frissons suivis de chaleur, de la fièvre, sont
les phénomènes précurseurs qui doivent faire craindre une invasion
prochaine Mais le plus souvent le prélude n'existe pas ou du moins
reste inaperçu ; l'invasion paraît se faire d'une manière subite ; elle
est en effet toujours brusque, après l'action des causes spécifiques ,
et la fièvre ne se manifeste jamais alors qu'après le début de la
maladie. Dans tous les cas, celle-ci est caractérisée, pendant la vie,
par les symptômes suivans : des douleurs vives, profondes, continues ,
exacerbantes, se font sentir dans la région épigastrique, parfois vers
l'hypocondre gauche ; ces douleurs s'étendent vers le dos ; elles sont
constamment augmentées par la toux, par l'inspiration, par la pression extérieure la plus légère, et subitement par l'arrivée dans le
viscère de substances quelconques, souvent même de liquides adou-
cissans : cette dernière circonstance distingue la gastrite de toute
autre inflammation qui n'a pas le même siége. Le malade éprouve
un sentiment de tension, de plénitude, de chaleur ardente dans
l'estomac ; il est sans cesse tourmenté par une soif brûlante et par un
désir insatiable des boissons acidules froides, qui calment un moment
celle-là, pour lui laisser prendre ensuite un surcroît d'intensité ;
l'anxiété est extrême. Des envies répétées, suivies d'efforts conti-
nuels et inutiles de vomir, précèdent des régurgitations et des vomissemens de matières bilieuses ou muqueuses et des boissons ; les
vomissemens ne soulagent pas comme dans l'état saburral, ils exas-
pèrent au contraire tous les accidens. Plus tard les matières vomies
arrivent quelquefois noires et fétides ; des rots multipliés et laborieux
rapportent des gaz d'une odeur infecte ; la bouche est sèche ; la
langue est rouge, et parfois brune ; le pharynx enflammé ou vivement
irrité est en proie à de violentes contractions spasmodiques, et ;

pendant la déglutition, on entend comme le bruit de la chute d'un corps. Chez quelques sujets, cette dernière fonction est rendue absolument impossible par la sensibilité extrême du cardia, ou même par l'oblitération presque complète de la cavité stomacale. La respiration est gênée dans ses mouvemens et entrecoupée par un hoquet fréquent et douloureux. Les selles sont rares ou nulles; la transpiration est supprimée; la physionomie du sujet est l'expression fidèle des grandes souffrances qui le déchirent intérieurement. Les autres symptômes généraux sont : la rougeur du visage, une grande agitation, une jactation continuelle, la faiblesse, le découragement, les plaintes, les soupirs, une toux sympathique, la petitesse, la fréquence et l'inégalité du pouls, l'élévation de la chaleur, la couleur rouge ou foncée des urines, leur rareté ou même leur suppression. Dans les cas les plus graves, le délire, l'obscurcissement de la vue, l'aphonie, les lipothymies, les mouvemens convulsifs, le refroidissement des extrémités, les sueurs froides partielles ou générales, la paralysie, la face hippocratique ; enfin, une teinte d'un jaune livide, répandue sur toute l'habitude extérieure, sont des signes avant-coureurs d'une mort prochaine.

Quand la maladie provient de l'ingestion d'une de ces substances qui ont une action prompte et énergique sur les tissus vivans, on remarque de plus que le pourtour des lèvres, que les parois buccales et pharyngiennes sont excoriées dans une plus ou moins grande étendue. Ces mêmes parties se montrent aussi parfois diversement colorées, suivant la nature de l'agent auquel il leur a été impossible de résister : elles sont noirâtres, si c'était l'acide sulfurique ; l'acide nitrique les jaunit ; le deuto-chlorure de mercure leur empreint une teinte gris-blanchâtre, etc. : ce sont là des indices précieux pour le médecin toxicologue, lorsqu'il cherche à déterminer l'instrument des désordres qu'il est légalement appelé à constater. Un sentiment de brûlure et de constriction violente, le long du trajet de l'œsophage, annonce dans celui-ci des lésions analogues.

La gastrite est une affection très-redoutable, qui a fait bien des
victimes (1), souvent même à l'insu de l'homme de l'art chargé
de la prévenir ou de la combattre. Heureux, si, trompé par de
fausses apparences, il n'a pas administré une médication intempes-
tive qui a pu précipiter la terminaison funeste. Quoi qu'il en soit,
lorsque, par la violence des symptômes énumérés ou bien par le fait
d'une complication quelconque, de tels malades viennent à suc-
comber, on trouve ensuite, à la nécropsie, les parois de l'estomac
atteintes d'altérations plus ou moins profondes, dont la connaissance
vient compléter l'histoire de la maladie. Les vaisseaux qui rampent
autour du viscère sont plus ou moins gorgés de sang. La membrane muqueuse est plus épaisse que dans l'état normal, ramollie
et couverte de mucosités dont la quantité, la consistance et la couleur
sont très-variables ; lisse ou froncée, elle est rouge uniformément
ou parsemée de taches rougeâtres, bleuâtres, livides, brunes : les
rides plus marquées vers les orifices, sur-tout le pylorique, sont
causées par la contraction de la membrane musculeuse, qui parfois
rapetisse la capacité gastrique à tel point qu'elle ne passe plus le
volume de celle d'un intestin grêle ordinaire. D'autres fois la membrane interne est de plus ulcérée dans un ou plusieurs points de son
étendue ; enfin, il n'est pas rare d'y rencontrer des taches noires qui
ne sont autre chose que des escarres. C'est là ce que l'on trouve le
plus communément ; mais quelquefois les désordres sont bien plus
profonds, et sans qu'on ait pu souvent préjuger rien de certain à cet
égard, l'on s'aperçoit que les diverses couleurs rouge, livide, brune,
que les escarres, les ulcérations pénètrent plus ou mois dans l'épaisseur
des parois gastriques, qui même ont été vues perforées, perciliées,
etc. : alors il y avait eu évidemment gastro-péritonite ; par bonheur
le traitement n'aurait su en être modifié, lors même qu'on eût exac-
tement fait la distinction.

Quand les accidens sont dus à l'action directe d'un toxique violent,

____

(1) *Inflammatio ventriculi ut adfectus est periculosissimus, ità et com-
munissimus, qui plurimos opprimit atque præcipitat.* Hoffmann, loc. cit.

les parois œsophagiennes présentent des altérations plus ou moins approchantes, suivant l'activité de l'agent délétère et le temps qu'il est resté en contact avec ces surfaces. Divers degrés de diffusibilité, dans l'instrument des désordres, font également que ceux-ci se trouvent étendus plus ou moins avant dans le tube intestinal; alors des signes qui ne faisaient pas partie de mon objet, ont dû, pendant la vie, déceler la co-existence de l'entérite.

Un petit nombre d'histoires choisies laissera, mieux sans doute que toutes les abstractions, une idée des cas que j'ai plus spécialement en vue.

1er Un chanoine d'Halberstad, d'une santé florissante, s'échauffa fortement dans une violente querelle, et but bientôt après du vin chaud. Le lendemain, il fut pris de douleurs précordiales intolérables, d'anxiétés et d'efforts de vomir; il éprouvait une chaleur brûlante dans l'estomac et le sentiment d'un corps qui aurait cherché à s'en détacher. Le médecin appelé eut l'imprudence d'administrer une dose de soufre doré d'antimoine, qui ne manqua pas d'exaspérer les accidens; le malade vomit beaucoup à trois reprises différentes; le pouls devint petit et presque nul; une sueur froide se répandit bientôt sur tout son corps, et la mort arriva, dans les convulsions, au bout de dix heures. A la nécropsie, l'estomac fut trouvé couvert, principalement dans son fond, de taches, les unes noires, les autres rouges (Hoffmann, *l. c.*).

2e Un maréchal-des-logis, venant de porter une ordonnance pressée, par une journée très-chaude, but d'un seul trait une bouteille de bière à la glace. Six heures après, ce militaire éprouva un violent frisson, suivi de chaleur; bientôt, une douleur vive, une chaleur sèche et un sentiment de tension se firent sentir à la région épigastrique. Le malade ne pouvait conserver dans l'estomac les boissons même les plus douces. L'anxiété était extrême, la soif ardente, le pouls fréquent, la respiration gênée; le 4e jour, il y eut prostration considérable des forces, pouls petit, déprimé, nouveau frisson, diminution subite de la douleur, face livide, hoquet; la mort arriva le cinquième. A l'ouverture du cadavre, on trouva dans l'estomac

une matière noirâtre, dont une partie avait été rejetée par les derniers vomissemens. La face interne de cet organe présentait les traces
d'une forte inflammation ; les orifices cardia et pylorique étaient
très-rouges. (*Thèse de M.* Quincieux, *etc.* 1811.)

3ᵉ Un jeune homme, d'un tempérament mélancolique, fort adonné
à l'étude, ayant été atteint de variole, l'éruption se fit dans le temps
ordinaire, mais elle s'accompagna d'un symptôme de fort mauvais
augure : les boutons ne paraissaient ni s'élever ni suppurer. Bientôt
le malade se plaignit d'anxiétés de poitrine, d'une vive douleur
précordiale et de lassitudes extrêmes. Ces accidens s'aggravèrent
beaucoup en peu de temps, et furent suivis de hoquet, de convulsions,
enfin de la mort. A l'autopsie, on trouva le corps très-maigre, les
muscles durs et volumineux, tout le fond de l'estomac enflammé,
la vésicule du fiel pleine d'une matière semblable à de la poix
liquide, et les conduits biliaires bouchés par une substance comme
cartilagineuse. Un grand nombre de gouttelettes d'une bile extrê-
mement âcre tenaient à la face concave du foie et à la vésicule,
ainsi qu'à la partie voisine du colon et à l'orifice droit de l'estomac :
ces deux derniers en étaient colorés en jaune-brun. (Hoffm., *l. c.*)

4ᵉ Un baigneur présomptueux, comme c'est le propre des gens d'un
pareil état, administra huit grains de verre d'antimoine en substance,
à une femme atteinte de fièvre tierce. L'accès qui suivit fut marqué
par des vomissemens fréquens et par une forte superpurgation. Ces
accidens cessèrent avec la fièvre ; mais la femme avait perdu une
grande partie de ses forces. Le froid d'un nouvel accès ne se fut
pas plutôt déclaré, que les déjections et les vomissemens se remirent
de la partie, s'accompagnant d'une douleur affreuse et d'une anxiété
inexprimable. Au 3ᵐᵉ accès, les mêmes accidens se représentèrent,
et des douleurs encore plus terribles annoncèrent clairement une fin
prochaine. Bientôt après, en effet, l'inquiétude fut extrême, les
membres se refroidirent, et la malade, complètement découragée,
mourut dans les convulsions. A l'autopsie, on trouva l'estomac enflammé dans son fond ; on remarqua des taches rouges et noires
jusque dans le duodénum et les intestins ; la poudre de la prépa-

ration antimoniale , qui avait été administrée, restait encroûtée à la surface de la muqueuse. (*Ibid.*)

5ᵉ Un compagnon cloutier, qui venait de recevoir aux jambes deux morsures de vipère , presque au même moment, se traînait avec peine à cause du gonflement considérable d'une des extrémités blessées, quand il ressentit « une soif inextinguible , une forte brûlure à la région épigastrique, des vomissemens intenses, un étourdissement avec une forte douleur aux régions frontale et temporale ; il perdit alors connaissance et tomba dans un état de stupeur. » Les saignées abondantes générales et locales eurent d'abord des succès étonnans ; l'affection comateuse avait cessé, et tous les symptômes avaient subi un amendement merveilleux. Mais , en l'absence de M. F. Delancour, non-seulement on négligea une nouvelle application de sangsues et les cataplasmes émolliens qu'il avait ordonnés , mais encore, *par le conseil d'un confrère*, on y substitua des vésicatoires aux jambes, et on administra à l'intérieur, au lieu d'hydrogale, de l'ammoniaque liquide dans des boissons sudorifiques et toniques. Les symptômes reprirent toute leur intensité , et le malade succomba le 7ᵉ jour après les morsures. A l'autopsie, on trouva l'estomac « contracté, resserré sur lui-même ; la membrane muqueuse, qu'on détachait facilement, était couleur lie de vin. Dans la partie inférieure de la grande courbure était une plaque noirâtre, comprenant toute l'épaisseur des membranes. La muqueuse intestinale participait déjà à l'inflammation. » (*Mémoire cité de M. E.-F. D.*)

La gastrite aiguë, quelle que soit d'ailleurs la cause qui lui a donné naissance, *marche* toujours, comme j'ai déjà eu occasion de le dire, avec une rapidité très-grande, et a bientôt atteint son apogée. Dans les cas les plus graves, rarement elle passe le terme de quatre, six ou huit jours.

Sa *terminaison* peut se faire de trois manières différentes : 1° ou bien la maladie disparaît complètement ; dans ce cas, les symptômes locaux et généraux subissent d'abord une amélioration simultanée ;

3

presque toujours la constipation cesse d'elle-même, et le sujet re-
couvre bientôt sa santé ordinaire, à une lenteur près dans les digestions, un dégoût pour certaines substances, et une disposition à les
vomir : ces phénomènes consécutifs vont toujours en diminuant d'intensité, et finissent enfin par disparaître ; 2° ou bien elle passe à
l'état chronique : alors tous les phénomènes morbides, sur-tout les
généraux, s'amendent d'une manière sensible ; ils baissent assez pour
être supportables, mais persistent ensuite indéfiniment dans cet état,
et deviennent souvent funestes par l'imperfection habituelle qu'ils
entretiennent dans les digestions, et, par suite, dans la nutrition ;
3° enfin, elle amène fréquemment la mort : quand celle - ci doit
avoir lieu, tous les accidens, et principalement les efforts de vomir
et le hoquet, s'élèvent rapidement à un haut degré de violence ;
le malade devient de plus en plus faible ; les défaillances sont presque
continuelles ; les fonctions cérébrales se troublent, le pouls s'obscurcit
progressivement, et le sujet expire souvent dans les convulsions.

Le *diagnostic* de cette inflammation n'est pas toujours, à beaucoup près, aussi facile à établir que tendraient à le faire croire
les faits bien caractérisés, parmi lesquels j'ai à dessein choisi des
exemples. En effet, il est des cas où des gastrites aiguës, graves
et même mortelles, se présentent avec des caractères très-peu appa-
rens, parfois cachés, et ne ressortent que par le moyen des sym-
pathies dont l'estomac est si richement partagé. Ces dernières donnent
à la maladie des formes insidieuses qui ont pu fréquemment donner
le change, et faire croire à l'existence tantôt d'un catarrhe des
bronches, tantôt d'une fièvre intermittente ataxique, etc. M. Broussais,
dans son traité des phlegmasies chroniques, rapporte avec détail
quelques histoires particulières de cette nature ; il a aussi lui-même
été trompé, et avoue avec douleur sa méprise, qu'il a le soin de
confirmer en donnant le résultat de l'examen cadavérique. Il ne
faut pas, dit alors ce médecin qui a vu un grand nombre de ces
gastrites latentes, attendre, pour reconnaître cette phlogose, *les
symptômes énumérés dans les auteurs, savoir, le vomissement et la
douleur brûlante de l'épigastre qui manquent fréquemment, comme*

On le voit par les faits de sa pratique qu'il ne manque pas de citer.
Les phénomènes suivans, *qui marchent toujours de concert dans les
gastrites aiguës violentes*, doivent, selon lui, suffire pour dénoncer la
maladie, et pour déterminer le praticien à former de suite son
diagnostic sans craindre de se tromper : « 1° la répugnance pour
toutes les boissons de qualité ou de température chaude, et par op-
position, l'appétence pour tout ce qui porte dans l'estomac une im-
pression de fraîcheur; le tout résultant de l'importunité d'une chaleur
âcre et dévorante que les malades ressentent intérieurement et exté-
rieurement ; 2° l'opiniâtreté des malades à se découvrir la poitrine
et l'épigastre; 3° l'agitation, la volutation continuelle dans le lit, en
se contournant le tronc et portant les bras en l'air ou sur la tête ;
4° les plaintes, les soupirs, l'inquiétude sans objet déterminé, les gri-
maces et les contorsions de la face. » Du reste, c'est dans l'ouvrage
même de M. Broussais, en lisant les histoires qu'il raconte, et
méditant les réflexions dont il les accompagne, qu'il sera possible
de prendre une idée de ces gastrites plus ou moins insidieuses.

Quelquefois l'anorexie, le dégoût, les nausées, les vomissemens
de matières bilieuses ou autres, une langue plus ou moins couverte
ont pu en imposer pour un embarras gastrique simple, soit que
ces symptômes, qui étaient cependant dus à une inflammation de
la muqueuse de l'estomac, fussent les seuls signes jusque-là appré-
ciables aux sens, soit qu'un examen beaucoup trop superficiel n'en
eût pas fait découvrir d'autres qui existaient en même temps et
auraient infailliblement fait connaître la véritable nature du mal.
La fausse application de ce principe beaucoup trop général, *vomitus
vomitu curatur* (1), a, dans ces circonstances, coûté la vie à bien
des malheureux : il est des exemples d'individus morts dans les

---

(1) On trouve le fondement de ce faux axiôme dans la phrase suivante
de Van-Swieten : *Dùmque vident ægros tales à minimo liquido ingesto
frequenter vomere, statuunt malignam in ventriculo hærentem saburram
morbi causam esse; et vomitorio dato illam expellere conantur.*

convulsions, quelques heures après avoir avalé un émétique dans un temps où leur estomac ne demandait que du repos ou des substances bien moins énergiques. Dans tous ces cas plus ou moins difficiles à débrouiller, le médecin prudent, qui ne veut pas brusquer sa conscience, ne croit jamais s'entourer de trop de circonspection ; il consulte le sujet lui-même sur toutes les causes que celui-ci peut avoir quelque raison d'accuser, sur son régime accoutumé et accidentel, sur l'effet qu'ont produit dans son estomac les divers corps qni y ont été introduits, depuis qu'il se plaint ; enfin, il observe avec toute l'attention dont il est capable, et se borne à faire la médecine expectante jusqu'au moment où il sera plus éclairé sur le véritable état de la surface gastrique. Souvent il n'a plus tard qu'à se féliciter d'avoir refusé aux instances même du malade une médication qui eût pu causer sa perte (1).

La gastralgie, ou douleur stomacale simplement nerveuse, peut avoir, à certains égards, des rapports avec la gastrite non latente. Toutefois on la distingue aisément de celle-ci, en ce qu'elle ne s'accompagne pas de fièvre, ni de cette ardeur intérieure qui fait le tourment continuel des malades, dont la surface gastrique est enflammée.

Des perforations spontanées, qui livraient aux alimens un passage de la cavité stomacale dans celle de l'abdomen, ont quelquefois tué rapidement des individus, avec tous les symptômes de la plus violente inflammation gastrique ; l'erreur ne pouvait guère ici être rectifiée qu'après la mort, qui d'ailleurs était inévitable.

D'un autre côté, il est bon d'être prévenu qu'après la mort plusieurs circonstances ont pu induire en erreur. La nécroscopie a fait découvrir quelquefois, chez des sujets qui n'avaient présenté pendant

---

(1) *Demus hoc omninò, ipsam naturam pronam ac proclivem tunc ad vomitum videri, et ad hunc urgeri quasi ac stimulari. Demus etiam ipsos ægros anceps sæpè hoc remedium deposcere ; at hæc omnia, quæ medicum ad porrigendum vomitorium invitare possunt, ipsius potiùs sagacitatem commonere debent, ut omni modo illud respuat rejiciatque.* (Hoff., loc. cit.)

la vie aucun signe d'inflammation d'estomac; et dont les fonctions digestives n'avaient pas même été troublées ou du moins n'avaient pas offert de trouble spécial, la muqueuse gastrique plus épaisse et plus rouge qu'elle ne l'est ordinairement à la suite des fortes gastrites; une pareille altération s'est principalement rencontrée chez les individus qui éprouvaient beaucoup de gêne dans la respiration, ou étaient en proie à des crises de suffocation ou d'angine de poitrine, par suite de quelque affection vitale ou organique du cœur, laquelle gênait le libre retour du sang. Il s'est aussi présenté des cas qui ont beaucoup étonné par l'absence absolue de toute trace d'inflammation, malgré que les sujets eussent succombé avec les signes non équivoques de la maladie qui nous occupe : il n'y avait eu encore, dit-on alors, qu'altération purement vitale, qui avait dû nécessairement cesser avec la vie.

Pour ce qui est du *pronostic*, on sent qu'il doit varier suivant la nature et l'intensité des causes morbifiques, suivant la violence des symptômes locaux et généraux, mais sur-tout des derniers, suivant l'époque à laquelle les moyens thérapeutiques ont été mis en usage avec plus ou moins de méthode, suivant enfin les forces matérielles du sujet (1), et les complications différentes qui peuvent être de la partie, comme principales ou comme secondaires. A propos des complications qui sont aussi très-variables (car aucune maladie ne paraît exclure la gastrite, pendant qu'il en est plusieurs qui la favorisent spécialement), elles ressortent par des symptômes propres, et peuvent exiger un traitement plus ou moins modifié, ou même tout-à-fait différent de celui de la gastrite ; toujours est-il alors du plus haut intérêt pour les malades, que celle-ci ne soit pas un seul instant méconnue, afin d'éviter scrupuleusement de mettre en contact

---

(1) Hoffmann, après avoir exposé les moyens thérapeutiques qu'il conseille d'opposer à cette maladie, termine par cette réflexion, dont la vérité afflige : *Hœc ubi ritè observantur, multa sanè præstare possunt; licet non negandum hunc ipsum adfectum, si natura imbecillior, acutiorque morbus simul adsit, rarò medicinæ viribus exsuperari.*

avec la surface qui souffre, des corps qui pourraient devenir très-préjudiciables, alors même qu'ils seraient le remède spécifique des premières.

TRAITEMENT.

L'on peut, pour la commodité de l'exposition des moyens thérapeutiques, distinguer la gastrite suivant qu'elle est due : 1° à une ou plusieurs causes inappréciables ou même évidentes, mais toujours fugitives, et ne présentant aucune indication particulière à remplir ; la maladie pouvant alors sans inconvénient être désignée par le titre d'*essentielle*; 2° encore à une ou plusieurs causes inconnues ou même déterminées, qui ont produit un effet persistant (la disparition d'un exanthème, la rétrocession de la goutte ou d'un rhumatisme, la suppression d'une évacuation habituelle, etc.), lequel effet a été suivi de ce qu'on appelle métastase, et ici *gastrite métastatique*; 3° enfin à l'action directe, et plus ou moins long-temps prolongée de corps ou de substances qui irritent le viscère par des qualités ou propriétés quelconques, naturelles ou accidentelles : ce seront ici des *gastrites par empoisonnement*. Dans le premier cas, toute la médication doit être essentiellement anti-phlogistique ; dans les deux autres, on met en outre à contribution des moyens qui, à la vérité, doivent produire un effet analogue, mais d'une manière indirecte. Quoique voulant me borner à une indication sommaire du traitement général de la maladie, je vais toutefois adopter cette distinction, qui paraît assez près de la nature.

1° Lorsqu'on s'est assuré, autant qu'il est possible de le faire, de la présence d'une gastrite essentielle, si, par les symptômes locaux et généraux qui l'accompagnent, on juge qu'elle a une certaine intensité, et si en outre, comme cela arrive souvent, le sujet se trouve doué d'une constitution riche, la première chose à faire est d'ouvrir incontinent la veine et de pratiquer une large émission sanguine, qu'il faut courageusement répéter, selon l'urgence des cas, une, deux fois et même plus, à de courts intervalles, sans avoir trop

gard aux signes trompeurs d'une faiblesse qui n'est qu'apparente.
M. Guersent a constamment observé de bons effets d'une pareille
pratique (1). On peut citer, après Van-Swieten, le fait suivant, qui
montrera combien elle peut être utile lorsqu'elle n'est pas contre-
indiquée par le mauvais état du matériel de l'organisme. Un jeune
homme, d'une bonne constitution, avait, dès les premiers momens
de la maladie, le pouls oppressé et intermittent par intervalles
rapprochés; bientôt après, malgré qu'on lui eût ouvert trois fois
la veine, les extrémités devinrent froides, comme dans un cadavre,
et il y eut en même temps vertiges, obscurcissement de la vue, délire
furieux, ardeur intérieure intolérable, convulsions des muscles de la
face, soif excessivement forte, et horreur à l'aspect des liquides,
comme si le sujet avait été hydrophobe. Les symptômes s'amendaient
après chaque émission sanguine, mais leur prompte exaspération
invitait bientôt à recourir au même remède; ce malade fut ainsi
saigné onze fois, et sortit enfin sain et sauf d'un si pressant danger
(*Medical essays*). Lorsqu'on a pratiqué les saignées générales con-
venables, que tous les symptômes, sur-tout les sympathiques, se sont
dépouillés d'une grande partie de leur violence, il faut alors recourir
aux saignées locales qui, suivant M. Broussais, sont pour ainsi dire le
remède spécifique des phlegmasies *membraneuses*. Les sangsues, ap-
pliquées sur l'endroit le plus proche de la douleur, si elle est dis-
tincte, ou autrement sur le milieu de l'épigastre, attaquent efficace-
ment l'irritation gastrique, qui ne tarde pas à tomber. Mais il ne
faut pas vouloir détruire cette dernière tout d'un coup par l'ad-
ministration à la fois d'un nombre de ces vers beaucoup au-dessus
de celui qui peut suffire; il vaut mieux être obligé de réitérer
l'application, selon que l'exige l'opiniâtreté du mal, plutôt que de
s'exposer à affaiblir le malade en pure perte. Les autres moyens sont
principalement du domaine de la diététique, et consistent, d'un côté,
à écarter, avec le plus grand soin, tout ce qui serait capable d'exalter

______

(1) Dictionnaire des sciences médicales.

l'irritation, comme les pressions extérieures, l'ingestion de substances solides quelconques et de liquides nutritifs ou tant soit peu stimulans. Pour le coup, il est aisé de sentir tout le mal que l'on ferait, si l'on commettait l'imprudence de chercher à relever les forces par l'emploi à l'intérieur des amers, des spiritueux et des aromatiques âcres : ces médicamens, d'ailleurs très-utiles dans les maladies atoniques de l'estomac, ne manqueraient pas ici, en arrivant dans le viscère, d'aggraver de plus en plus l'accident (1) dont il s'agit, et auquel on continuerait infailliblement de les opposer. D'un autre côté, on doit faire un usage soutenu de boissons adoucissantes, émollientes, qu'il faut administrer froides ou tièdes, au gré des malades, mais toujours en très-petite quantité à la fois ; on les aiguise un peu au moyen de quelque acide végétal, lorsque la maladie touche vers sa fin. Dans le cas où les liquides ne pourraient pas du tout être introduits, où le seraient en trop petite quantité pour modérer la soif, Van-Swieten conseille de suppléer à ce défaut au moyen des bains, des fomentations, des épythèmes, et sur-tout des clystères réitérés et conservés aussi long-temps que possible : ces derniers peuvent aussi être d'un grand secours lorsque le ventre est serré. Enfin, quand la maladie, après avoir posé ce qu'elle pouvait avoir d'effrayant, se prolonge au-delà du terme ordinaire, il est des praticiens qui assurent l'avoir vue céder à l'application d'un vésicatoire sur la région épigastrique ; du reste, elle donne alors naissance à des considérations qui ne sont plus de mon objet.

Quelquefois il arrive qu'après la chute complète de la fièvre et des symptômes inflammatoires, l'estomac, par la seule habitude qu'il en a contractée, continue opiniâtrément de rejeter au-dehors tout ce qu'on y ingère : l'on combat cet accident, simplement nerveux,

---

(1) *Simul facilè patet, quanta malorum exacerbatio debeat fieri, dùm stomachicis vulgò dictis remediis (quæ solent ferè laudari spirituosa, amara, aromatica acria, et in frigidis ventriculi morbis pulchrum usum habent) imperiti hunc morbum aggrediuntur.* (Van-Swieten, Comm. des aphor. de Boërrh.)

par l'usage d'anti-spasmodiques directs, de l'opium à l'intérieur, de
la thériaque appliquée sur la région épigastrique, etc. Suivant M.
Guersent (*Ouv. cit.*), les fomentations froides et même l'application
de la glace ont souvent, mieux que toute autre chose, réussi à faire
cesser les vomissemens en question, alors sur-tout que le viscère
souffrait encore d'une chaleur âcre et incommode ; mais ce moyen
efficace, ou pour le moins innocent chez les sujets bien constitués,
qui ont peu perdu de leurs forces réelles, deviendrait très-nuisible et
peut-être promptement funeste chez les individus faibles, cachec-
tiques, qui éprouveraient des lipothymies, des sueurs froides, etc.

Le rétablissement des malades exige impérieusement, de la part
du médecin, l'attention la plus scrupuleuse, sous le rapport du
régime. Alors seulement qu'il n'existe plus aucun symptôme d'irritation, il doit commencer de leur permettre quelques bouillons
très-légers, du lait ou des décoctions de fécules très-claires ; il arrive
ensuite par degrés, à proportion que l'estomac s'accoutume de nouveau au libre exercice de ses fonctions, jusqu'aux alimens solides,
et en dernier lieu à l'usage du vin. M. Guersent rapporte, à cette
occasion, un exemple frappant du danger des écarts du régime à
la suite de cette affection : il s'agit d'une femme très-forte qui, après
un traitement convenable, se trouvait déjà sans fièvre, sans soif, sans
douleur, et digérant bien les bouillons qu'elle prenait, lorsque
(c'était le 7me jour de la maladie), en sus d'un peu de potage qu'avait
cru pouvoir lui permettre ce praticien, elle mangea une limande
frite, du pain, et but à peu près une demi-bouteille de vin. Une
heure environ après ce repas, elle fut prise tout-à-coup de syncope
avec nausées, de roideur tétanique des mâchoires, de mouvemens
convulsifs et de sueurs froides. Cet état spasmodique cessa quelques
heures après ; des vomissemens survinrent, les douleurs d'estomac
et la fièvre se renouvelèrent.

Quand la gastrite essentielle est légère, comme aussi lorsque le
sujet a une constitution pauvre, naturellement ou par suite de maladies antécédentes, les émissions sanguines générales doivent être
rejetées, à raison de leur inutilité dans le premier cas, et du mal

qu'elles feraient inévitablement dans le second. On doit alors borner tout le traitement aux simples moyens diététiques, et à l'application très-circonspecte de quelques sangsues.

2° L'ouverture de la veine, au rapport d'Hoffmann, est en général beaucoup plus préjudiciable qu'avantageuse dans les gastrites à la suite d'une rétrocession. Elle peut cependant, selon le même auteur, devenir quelquefois très-utile à la prophylaxie et même au traitement de la maladie déclarée : c'est lorsqu'il y a pléthore sanguine, par suite d'une suppression des mois ou de toute autre évacuation analogue. Dans tous les cas de métastase, il faut, dit M. Guersent, être toujours très-réservé sur l'emploi de la saignée. Toutefois, lorsqu'elle est manifestement indiquée, quelle que soit d'ailleurs la nature de l'affection répercutée, il ne faut pas craindre d'y avoir recours ; la santé du malade peut en retirer un profit inattendu : l'auteur que je viens de citer a vu, dans une gastro-entérite avec délire, causée par une suppression de la goutte, à la suite de l'usage des purgatifs, une saignée du pied produire un soulagement très-marqué, et rappeler la goutte vers les extrémités inférieures. Au reste, l'on met toujours soigneusement en usage l'autre partie de la médication signalée dans l'article précédent, pendant que, d'un autre côté, en même temps que l'on tient le malade à l'abri de toutes les influences qui peuvent être accusées, on insiste sur les moyens révulsifs connus pour être les plus propres à ramener, autant que possible, l'état primitif dont la cessation a été suivie d'un pareil accident. La chaleur artificielle, les frictions variées, les divers épispastiques sont les agens très-ordinaires des révulsions ; on les applique séparément ou combinés, sous des formes que le médecin change et modifie à son gré, pour les assortir aux différentes circonstances que présente chaque cas particulier. Les faits qui viendraient ici prouver l'efficacité d'une pareille médication sont très-communs ; je me borne à rappeler celui que raconte M. Pinel dans sa médecine clinique : il est question d'une femme goutteuse, que ce praticien guérit d'une vive gastrite qu'elle avait gagnée en marchant pieds nus ; deux sinapismes aux extrémités inférieures décidèrent bientôt la manifestation des douleurs arthritiques, et la chute de tous les symptômes inflammatoires.

3° La présence dans l'estomac de corps qui continuent d'exercer sur ses parois une action irritante, devient la source d'un autre ordre d'indications pressantes à remplir. Débarrasser au plutôt le viscère de ces matières malfaisantes, corriger ou affaiblir, par des moyens appropriés, leurs qualités âcres ou caustiques ; tel doit être le but de tous les premiers efforts du médecin. Et d'abord, tant qu'il n'a aucun éclaircissement sur la nature de la cause morbifique ; il doit se borner à solliciter, encourager, faciliter les vomissemens par toutes sortes de moyens généraux qui puissent convenir également à tous les cas : l'eau tiède en abondance, simple ou chargée de principes mucilagineux ; la titillation de la luette et autres semblables, dont plus tard il ne risque pas d'avoir à se repentir. Mais lorsqu'il est assez heureux pour parvenir à connaître les qualités ou propriétés de l'agent délétère, et qu'alors il a à diriger en même temps contre elles des moyens qui tendent à les masquer, il ne doit pas, dans ces sortes d'opérations, perdre un moment de vue l'état actuel de la surface gastrique, afin de rejeter scrupuleusement tout ce qui serait capable d'ajouter à l'irritation qu'il cherche à prévenir en partie. Il doit bien se garder d'avoir recours à une foule de neutralisans, sur lesquels l'expérience et l'observation ne se sont pas encore prononcées d'une manière assez précise, et qui n'ont été conseillés que d'après des vues purement chimiques. Deux conditions sont de rigueur dans tout contre-poison ; il doit être innocent lui-même, et donner lieu à des résultats inertes, ou du moins qui n'aient que très-peu d'action sur l'économie animale : la magnésie calcinée, en suspension dans l'eau, est avantageusement employée contre les acides ; les acides eux-mêmes convenablement affaiblis, ainsi que les huiles grasses, contre les alcalis caustiques ; l'albumine, contre les composés cuivreux et le deuto-chlorure de mercure ; le lait, contre les préparations stanni-fères ; l'eau de chaux, contre l'acide arsénieux liquide ; une eau chargée de molécules d'acide gallique, lequel précipite le tartrate de potasse et d'antimoine, peut être administrée, avec beaucoup de succès, dans les premiers momens de l'ingestion d'une trop forte dose de ce dernier sel, tant que l'irritation n'est encore que très-peu avancée ;

plus tard, la stypticité de l'acide serait beaucoup plus nuisible que son action neutralisante ne serait profitable, etc.

En supposant qu'il fût question de matières jouissant d'une activité phlogosante, plus ou moins lente à se montrer, et qu'on arrivât assez tôt, c'est-à-dire lorsque l'irritation n'a encore eu le temps de faire aucun progrès sensible, des vomissemens promptement excités par un moyen sûr pourraient alors mettre tout d'un coup le sujet à l'abri de toutes les suites que son accident ne manquerait pas d'entraîner. Quelques boissons émollientes et, si le malade le préférait, légèrement acidulées, achèveraient la guérison.

Lorsqu'après l'élimination de la cause irritante, les symptômes d'une phlogose aiguë persistent encore, le traitement rentre dans celui des gastrites aiguës essentielles. Toutefois, les saignées sont ici rarement utiles et deviendraient presque toujours pernicieuses ; il ne faut y recourir qu'avec la plus grande réserve, et alors seulement que l'indication est bien formelle. De plus, parmi les substances propres à calmer l'irritation en général, l'expérience en a signalé quelques-unes comme possédant une sorte de spécificité pour certains cas particuliers : le sucre, en substance ou en suspension dans l'eau, convient beaucoup mieux que toute autre chose dans l'inflammation provoquée par les sels cuivreux ; le lait, dans celle développée par les préparations arsénicales, comme aussi dans celle due à l'activité des cantharides ; les acides, au contraire, dans celle qui accuse un narcotico-âcre, pourvu qu'ils ne rencontrent pas ce dernier, dont ils dissoudraient les principes actifs, et par suite les rendraient plus dangereux......, etc.

Lorsque, pendant le cours de la maladie, des symptômes nerveux graves, menaçant la vie des sujets d'un danger très-prochain, viennent à se déclarer, il faut, sans hésitation, leur opposer les moyens réputés pour avoir quelque influence directe sur ces accidens fâcheux. M. Guersent conseille de combattre la stupéfaction au moyen de l'infusion de café, du camphre et de l'éther, à très-petites doses, qu'il faut de préférence donner en lavement ; si au contraire l'excitabilité était extrême, il conviendrait, selon le même auteur, de faire usage de préparations légèrement opiacées, que l'on administrerait encore en lavement, si l'estomac les rejetait.

Tel est, MM. les Professeurs, le faible tribut que la nécessité force votre élève à vous présenter aujourd'hui. Toutefois, si votre indulgence accoutumée, sur laquelle il fonde son principal espoir, lui tient compte du vif désir qu'il a eu de bien remplir ce devoir indispensable, vous lui donnerez sans peine le grade qu'il ambitionne, que vous illustrez, et dont il cherchera à se rendre digne par une application soutenue.

F I N.

Faculté de Médecine de Montpellier.

PROFESSEURS.

MESSIEURS :
LORDAT, Doyen.
BAUMES.
BROUSSONNET, *Examinateur.*
DELPECH, *Examinateur.*
DELILE, *Suppléant.*
LALLEMAND.
ANGLADA.

MESSIEURS :
CAIZERGUES.
DUPORTAL.
DUBRUEIL, *Examinateur.*
BÉRARD, Président.
DUGÈS.
DELMAS.
. . . .

PROFESSEURS HONORAIRES.

CHAPTAL.

VIGAROUS.

VIRENQUE, *Professeur émérite.*

AGRÉGÉS EN EXERCICE.

BATIGNE.
BAUMES fils.
BERTRAND, *Examinateur.*
BOURQUENOD, *Suppléant.*
ESTOR, *Examinateur.*
FAGES.
GOLFIN.

POURCHÉ.
POUZIN.
RECH.
RENÉ.
SABLAIROLES.
SAISSET.
. . . .

La Faculté de Médecine de Montpellier déclare que les opinions émises dans les Dissertations qui lui sont présentées, doivent être considérées comme propres à leurs auteurs, qu'elle n'entend leur donner aucune approbation ni improbation.